AF467507

LES SCROFULES

ET LA

PHTHISIE PULMONAIRE.

LES SCROFULES

ET LA

PHTHISIE PULMONAIRE,

OU

EXAMEN DES QUESTIONS SUIVANTES :

La nourriture de lait et de végétaux à laquelle on tient les enfants durant les premières années de la vie, n'est-elle pas la cause des écrouelles et de la phthisie ? — En nourrissant les enfants principalement de viande, ne les préserverait-on pas de ces maladies, et comme il est rare qu'elles se développent pour la première fois à un autre âge, que cela n'arrive pas une fois sur mille, ni peut-être sur dix mille, ne les bannirait-on pas ainsi en quelque sorte du nombre de nos maux ? — Si on a obtenu jusqu'ici si peu de succès contre la phthisie, n'est-ce pas uniquement à cause de la manière dont on l'a traitée ?

PAR

A.-L. DUBERNARD DUBARTHÈS,

Docteur en Médecine.

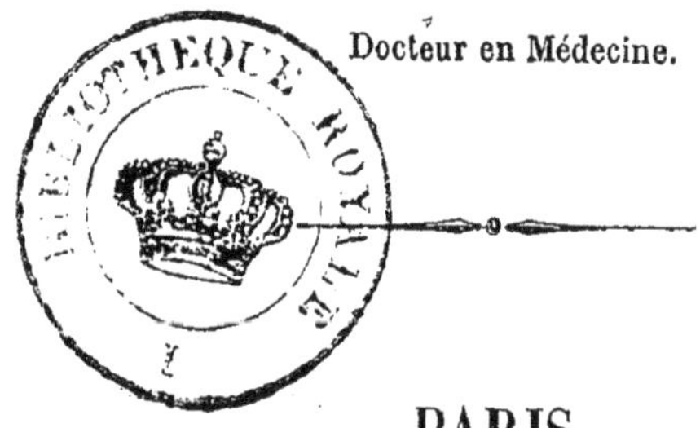

PARIS,

IMPRIMERIE D'ÉDOUARD BAUTRUCHE,

RUE DE LA HARPE, 90.

1847

HISTOIRE EMPIRIQUE

DES

SCROFULES.

L'observation apprend en résumé ceci relativement aux écrouelles :

Cette maladie, qui se manifeste par un engorgement des glandes du cou, des aisselles, des clavicules ou des aines et leur suppuration, attaque surtout les enfants.

Parmi les enfants, ceux qui naissent avec le tempérament lymphatique très-développé, qu'on nourrit de bouillies épaisses, de légumes, d'aliments grossiers ou qu'on élève dans des lieux humides.

Parmi les adultes, ceux également qui sont d'un tempérament lymphatique, qui sont mal nourris ou qui habitent des lieux humides; les indigens qui dans les grandes villes demeurent dans les rues étroites où ne pénètrent que rarement les rayons du soleil; les prisonniers, les montagnards nourris de lait, de beurre, de fromage, de farine de maïs et respirant durant la majeure partie de la journée un air chargé de brouillards.

Parmi les animaux, ceux qui se trouvent exactement sous l'influence des mêmes conditions organiques ou hygiéniques que les hommes; les sujets nés avec une constitution lymphatique; les herbivores qui paissent dans des lieux marécageux ou qui couchent dans des étables humides; les volatiles qu'on renferme dans des basses-cours froides et boueuses; les porcs qu'on tient dans des lieux étroits et sombres et qu'on nourrit de farineux et d'une grande quantité d'eau; jamais les animaux qui jouissent de leur liberté, qui respirent un bon air et usent ordinairement de bons aliments.

Les parents scrofuleux transmettent à leurs enfants une disposition aux scrofules, mais si on place dès leur naissance ces enfants à la campagne, si on leur donne de bonne heure des substances animales, la maladie ne se développe pas.

On ne la guérit qu'à l'aide d'un bon air et d'un bon régime, jamais avec les drogues seules de la pharmacie qui ne sont même presque d'aucune utilité.

Quand elle guérit, on voit qu'un tempérament sanguin remplace le tempérament lymphatique.

Les scrofules ne sont pas contagieuses. On a fait partager les mêmes repas, les mêmes amusements, le même lit à des enfants sains et à des enfants scrofuleux, on a pris du pus provenant d'ulcères scrofuleux et on l'a inoculé à des enfants sains ; les médecins ont fait l'expérience sur eux-mêmes, l'ont variée de mille manières sur les animaux, il n'en est jamais résulté rien qui eut le moindre rapport avec la maladie scrofuleuse.

Les scrofuleux ont les voies digestives affaiblies, ce qu'indique l'odeur aigre de leur transpiration et de leur haleine.

Leur bile est moins colorée, moins amère que chez les gens qui se portent bien et semblable à celle des animaux nourris exclusivement de lait ou de farineux.

Leur foie est volumineux, pâle, comme celui de ces mêmes animaux.

Leur sang est appauvri, séreux et semblable à celui des hydropiques ou des filles qui ont des pâles couleurs.

Leurs os se consolident difficilement.

Ils n'ont que les apparences de l'embonpoint, lors même qu'ils paraissent très-robustes, un boursoufflement trompeur que quelques jours de maladie ou de fatigue dissipent.

J'insiste sur chacune de ces assertions.

Notes à l'appui de la première assertion. — Les écrouelles attaquent surtout les enfants.

« Les scrofules sont, à généralement parler, une maladie de l'enfance. On a même cru pendant longtemps qu'elles ne se développent que depuis l'âge de 2 jusqu'à celui de 15 à 20 ans (Fournier, Pescay et Bégin, *Dict. des sciences méd.*, article *Scrofule*, pag. 295). »

« Si on consulte les ouvrages du père de la médecine et ceux des bons observateurs, on saura que la jeunesse présente à cette affection une prédisposition marquée. *Struma post annum quadragesimum secundum usque ad sexagesimum tertium non fiunt* (Hipp.) Si l'on interroge l'observation journalière, on saura de plus que les écrouelles se manifestent ordinairement dans les cinq ou six premières années de la vie (Lepelletier, *Traité complet sur les scrofules*, p. 50). »

« En consultant l'expérience pour fixer l'époque de la vie la plus favorable au développement du vice scrofuleux, on voit que rarement l'existence de ce vice est bien constatée avant la deuxième année et qu'elle ne se manifeste presque jamais pour la première fois après l'âge de 18 à 20 ans. Ce n'est pas que les divers accidents dus à l'action du vice scrofuleux ne sévissent avec plus ou moins de force même au delà de l'âge adulte, mais en suivant avec attention tous les phénomènes de la vie dans la triste victime de ce mal affreux, il est facile de juger que chez l'adulte les effets du vice scrofuleux ne sont plus que les produits d'une cause opiniâtre et invétérée. Conséquemment les scrofules doivent être considérées comme une affection particulière à l'enfance (Baumes, *Traité du vice scrofuleux*, page 156). »

Cette maladie peut se développer à tous les âges : on voit des enfants d'un an à peine, porter les caractères extérieurs de la scrofule; par contre on trouve quelques exemples de cette même maladie après 50 ans; mais la scrofule a des époques si différentes de la vie est une exception. Le plus ordinairement cette maladie commence à se manifester entre la première et la deuxième année. C'est de 5 à 15 ans que nous observons le plus de scrofuleux... Les adultes chez lesquels nous avons rencontré cette maladie l'avaient presque toujours contractée dans l'enfance (Guersent, *Dict. de méd.*, article *Srofule*, pag. 206). »

Notes à l'appui de la seconde assertion. — Parmi les enfants elles exercent principalement leurs ravages sur ceux qui naissent avec le tempérament lymphatique très-développé, qu'on nourrit d'aliments grossiers, ou qu'on élève dans des lieux humides.

« On a remarqué que les enfants présentent d'autant plus de disposition aux scrofules qu'ils sont plus gras et plus muqueux. (Baumes, ouvr. cité, page 158). »

Cette maladie attaque les constitutions faibles et délicates, soit rendues telles par des maladies antérieures, comme la petite vérole, la rougeole, la coqueluche, la dentition ; elle attaque spécialement ceux dont l'habitude du corps est molle et flasque, dont la peau est douce et vermeille, chez lesquels on observe une légère bouffissure du visage et une apparence de langueur (Gardien, *Maladies des enfants*, pag. 464.)

Cette maladie sévit surtout dans les lieux où plusieurs jeunes personnes vivent en commun, sont nourries de mets grossiers, mangent beaucoup de pain, sont vêtues mal proprement et surtout si ces jeunes gens sont renfermés et couchent dans des lieux humides (Faure, *Prix de l'Académie de chirurgie*, t. III, p. 31).

« Une des circonstances qui sont le plus propres à produire ce funeste résultat est l'habitude grossière et routinière de ces nourrices qui gorgent leurs enfants de bouillies épaisses, très-imparfaitement cuites, composées de substances indigestes, aigries ou rancies par une longue exposition à l'air (*Dict. des sciences méd.*, article cité, pag. 287). »

« Les farineux non fermentés dont le peuple de tous les pays se plaît à gorger les enfants, pour leur épargner la peine de la mastication, est une cause très-capable de hâter les évolutions scrofuleuses... Aussi les médecins instruits du danger qu'entraîne après soi cette manière défectueuse de nourrir les enfants, se sont-ils élevés avec zèle et depuis longtemps contre cet abus (Pujol, *Médec. prat.*, t. III, p. 36). »

« Lorsque les enfants sont mal nourris, lorsqu'ils sucent un lait corrompu, l'affection strumeuse se développe (Alibert, *Monographie des dermatoses*, t. II, p. 496). »

Notes à l'appui de la troisième assertion. — Parmi les adultes elles tonrmentent également ceux qui comme les enfants sont d'un tempérament lymphatique, qui sont mal nourris ou qui vivent dans les lieux humides; les personnes qui, dans les grandes villes, demeurent dans les rues où ne pénètrent que rarement les rayons du soleil; les montagnards; les pauvres en général.

« Le tempérament lymphatique peut être considéré comme une des causes prédisposantes de la scrofule (*Compendium de méd. prat.*, article *Scrofule*, pag. 529.) »

« Un fait incontestable parce qu'il est évident, c'est que le tempérament lymphatique, porté à un haut degré, constitue la disposition la plus générale et la plus efficace au développement des écrouelles (*Dictionn. des sciences méd.*, article cité, pag. 327). »

« Elles attaquent plus particulièrement les personnes du tempérament lymphatique, celles qui habitent des lieux humides, qui sont mal nourries, qui mènent une vie indolente ou qui se livrent à des affections morales tristes (Pinel, *Nosographie philosophique*, t. III, p. 379). »

« La maladie dont nous parlons se plaît dans les habitations des pauvres et dans les fabriques... Plus une ville est grande et peuplée, plus les rues sont étroites et les maisons élevées et plus les scrofuleux y sont nombreux (Huffeland, *Traité de la mal. srofuleuse*, p. 31). »

« Dans nos grandes villes les quartiers bas, humides, resserrés, mal-propres, où ne pénètrent que rarement les rayons du soleil et dont les maisons étroites renferment un grand nombre d'individus sont presque exclusivement peuplés de scrofuleux (*Dict. des sciences médicales*, art. cité, page 236). »

« J'ai observé que le plus grand nombre des scrofuleux reçus à l'hôpital Saint-Louis, viennent des quartiers de la halle ou de la cité, ou du faubourg Saint-Marceau. Assemblage de rues basses et étroites où les rayons du soleil ne pénètrent qu'avec peine, humides par le voisinage de la rivière qui les traverse. Ces quartiers présentent entassée dans ses maisons mal construites une population nombreuse, ouvrière, souvent plongée dans les excès d'une débauche crapuleuse, toujours expiée par les privations les plus pénibles et l'usage forcé d'une nourriture malsaine et peu abondante (Richerand, *Nosograph. chirur.*, tom. I, p. 435). »

« Les villages des Pyrénées et ceux des Alpes abondent en scrofuleux. Ils sont très-communs dans le Gévaudan ; on en trouve un grand nombre dans le Dauphiné, le Vivarais, en Auvergne, dans les Cévennes, parties montagneuses du Languedoc (Baumes, ouvr. cité, p. 154). »

« Cette maladie est très-populaire, passe rarement dans une autre classe de citoyens ; et, si elle s'y montre quelquefois, y paraît rarement sous une forme aussi hideuse et sous un aspect aussi effrayant (Lalouette, *Traité des scrofules*, p. 3).

Notes à l'appui de la quatrième assertion. — Parmi les animaux elles attaquent ceux qui vivent absolument sous l'influence des mêmes conditions organiques ou hygiéniques que les hommes.

« Le tempéramment éminemment lymphatique, inné ou acquis, est une des causes prédisposantes la plus puissante du scrofule. (Gellé, *Pathologie Bovine*, p. 316). »

« Les influences extérieures susceptibles de déterminer cette maladie dans les animaux domestiques sont le séjour dans des localités marécageuses; mais surtout dans des étables humides, froides, malpropres, remplies de fumiers, encombrées d'animaux, sombres et mal aérées ; toutes causes qui vicient l'air respiré, qui entravent, suspendent la transpiration cutanée et la refoulent sur les organes intérieurs... Les aliments grossiers, peu alibiles, réfractaires à la digestion, qui ne fournissent qu'une petite quantité de matériaux à l'assimilation nutritive, détériorant la constitution des bestiaux en dépouillant les liquides de leurs éléments réparateurs et excitants sont aussi des causes puissantes du scrofule. (*Idem*).

« Les chevaux les plus sujets à contracter le farcin sont ceux destinés à certains services ; ceux d'une constitution éminemment lymphatique. Ainsi, les chevaux de hâlage, les chevaux lourds et massifs, qui ont de longs poils aux jambes, qui habitent des lieux bas, humides, marécageux, sujets aux inondations, y sont plus prédisposés que les autres. (Hurtel d'Arboval, *Dict. de méd. vétér., art. Farcin*, p. 11).

« Les volatiles de nos basse-cours et les porcs engraissés pour notre usage, renfermés dans des lieux étroits, sombres et humides, nourris de mauvais fruits, de lait aigre, de farineux presque exclusivement, se décolorent, s'étiolent et deviennent véritablement scrofuleux, s'ils demeurent assez longtemps sous les mêmes influences. Le sanglier vivant en liberté, se nourrissant alternativement de substances végétales et de substances animales, prenant beaucoup d'exercice et sous l'influence des rayons solaires, n'est jamais affecté de ladrerie. (Lepelletier, *ouvr. cité*. p. 48).

Notes à l'appui de la cinquième assertion. — Les parents scrofuleux transmettent à leurs enfants une prédisposition à la maladie, mais si on nourrit bien ces enfants, si on leur fait respirer un bon air, elle ne se développe pas.

« Les auteurs ne sont pas d'accord sur le mode de transmission de cette maladie des pères aux enfants. Si les parents atteints des scrofules engendrent des enfants chez lesquels cette maladie se développe, doit-on l'attribuer à ce qu'ils transmettent un virus à leurs enfants ou bien seulement à ce qu'ils leur transmettent une constitution peu robuste, qui les rend très-propres à la contracter lorsqu'ils sont soumis à l'action de diverses causes débilitantes ? Cette dernière opinion me paraît la plus conforme à l'observation. Quoique les parents n'aient pas apporté en naissant une constitution scrofuleuse, s'ils sont vieux, infirmes, ils engendrent des enfants faibles, et qui sont prédisposés à contracter cette maladie. Plusieurs faits semblent prouver que les enfants nés même de parents scrofuleux ne sont atteints des scrofules que quand on les laisse exposés à l'action de causes propres à produire la maladie. Le changement de climat et de régime empêche souvent le développement des scrofules. (Gardien, *ouvr. cité*, p. 472). »

« L'observation démontre que le développement des scrofules est presque toujours le résultat des circonstances au milieu desquelles les sujets sont placés, circonstances qui sont les mêmes que celles qui sévirent sur leurs parents. Transportez ailleurs les enfants nouveau-nés, que le climat soit favorable, que la demeure soit bien choisie, qu'ils soient bien vêtus, convenablement nourris ; que des exercices appropriés développent leurs forces; et dès lors un grand nombre d'entre ceux qui sont nés de parents scrofuleux ou valétudinaires, jouiront d'une santé pleine de vigueur. (*Dict. des Sciences Méd., art. cité*, p. 290). »

« Transportez-les ensuite dans des lieux bas et humides, que ces enfants soient mal nourris, toujours enfermés dans les salles ombragées de nos colléges, au milieu d'un air corrompu par des exhalations méphitiques et soustraits à l'influence salutaire qu'exerçaient sur eux l'air libre, la lumière solaire, la gymnastique, etc., et vous verrez bientôt reparaître tous les symptômes de la constitution scrofuleuse qui avait déjà disparu sous des influences opposées. (Sat. Deygallières, *nouvelle théorie de la maladie scrofuleuse*, p. 148).

Notes à l'appui de la sixième assertion. — Il faut avoir seulement confiance dans l'hygiène pour le traitement de cette maladie ; dans un air pur, l'exercice et une bonne nourriture.

« Il faut particulièrement compter sur l'emploi bien dirigé des influences hygiéniques dans la cure des écrouelles. (Lepelletier, *ouvrage cité*, p. 486). »

« C'est à la diététique à détruire les causes morbifiques, la première et la plus importante des indications curatives. Je dis la plus importante, parce que la nature secondée par un bon régime se suffit souvent à elle-même dans la maladie scrofuleuse ; ou du moins l'hygiène seule en viendrait-elle plutôt à bout que la pharmacologie abandonnée à ses propres ressources. (Huffeland, *ouvr. cité*, p. 137).

« Tous les médecins recommandables qui se sont le plus occupés des scrofules, et en particulier Kortum, Thompson, White, Portal, etc., sont unanimement d'avis que les moyens hygiéniques sont les plus importants et les plus efficaces, que sans ceux-ci tous les autres sont presque insignifiants. Je suis tellement convaincu de cette vérité, que pour mon propre compte, je n'hésiterais pas à sacrifier tous les agents médicamenteux, sans exception, aux simples moyens tirés de l'hygiène. Le genre d'alimentation qui convient aux scrofuleux est en général celui qui est le plus substantiel et le plus fortifiant. Les matières animales bouillies et rôties, le poisson, les œufs et le vin, doivent faire la base de leur nourriture. Il Il ne faut pas en exclure complétement, comme le font quelques praticiens, les légumes frais, herbacés, cuits, les salades même et les fruits bien mûrs. Ces végétaux associés en proportion convenable aux substances animales constituent pour eux le genre d'alimentation le plus salubre. Quand aux substances plus indigestes, comme les pâtisseries, les fécules, les légumes secs, qui dégagent beaucoup de gaz, et toutes les espèces de laitages, ils doivent être généralement proscrits ; ce sont des aliments trop débilitants (Guersent, *Dict. de méd.*, *art. cité*, p. 234 et 235).

« Le malade doit habiter un lieu élevé, dont l'air soit pur, etc., un peu chaud, et très-riche en oxigène ; on aura soin que son linge de corps et de lit soit bien sec, et ses vêtements suffisants pour le garantir de l'impression du froid et de l'humidité. Il doit se livrer à des exercices qui donnent de l'activité au corps, de la satisfaction à l'esprit, et qui ne fatiguent pas son attention ; on aura soin d'écarter de lui tout sujet d'affliction. Les aliments seront choisis parmi les substances animales, riches en matière nutritive et faciles à digérer, et les végétaux sucrés, amers et aromatiques. Mais on rejetera les aliments farineux non fermentés, les végétaux peu nourrissants et le laitage... Le traitement local de l'ulcère scrofuleux ne serait d'aucune utilité s'il était employé seul. (Boyer, *Traité des maladies chirurgicales*, tome 2, p. 417).

« Le traitement de la maladie scrofuleuse est hygiénique et pharmaceutique. Le premier est le plus important ; car il peut seul enrayer la maladie, et sans lui tous les autres moyens resteraient sans effet. Tout le monde est d'accord de conseiller aux scrofuleux un air pur et sec ; une habitation bien aérée, exposée au soleil ; un régime analeptique composé de viandes rôties et grillées, de légumes frais, herbacés, de bon vin. On blâme généralement l'usage du lait, des légumes farineux, des pâtisseries. (Grisoles, *Traité de pathologie interne*, t. 2, p. 602).

Notes à l'appui de cette septième assertion.—Quand la maladie guérit, on voit qu'un tempérament sanguin remplace le tempérament lymphatique.

« Que l'on analyse la série de tous les moyens, soit hygiéniques, soit médicinaux, qui ont procuré ou seuls ou réunis, des succès soutenus dans le traitement des scro-

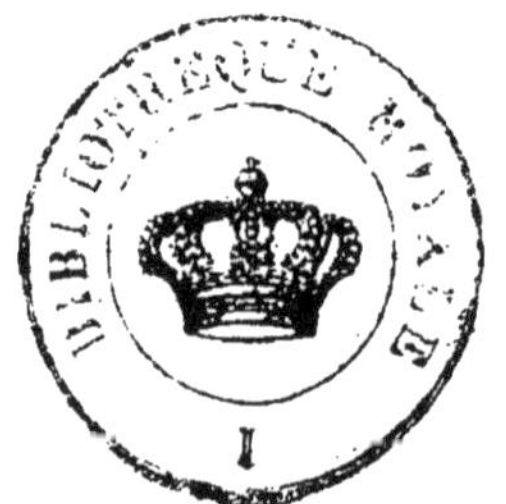

fules; que l'on observe les phénomènes précurseurs du rétablissement de la santé dans cette maladie, et partout on reconnaîtrait qu'elle ne se dissipe qu'alors que les élaborations rouges et que l'appareil sanguin ont acquis ou recouvré leur prédominance sur le système lymphatique, lequel a été replacé par les secours de l'art dans une subordination d'action dont il ne s'était écarté qu'aux dépens de l'organisme. (Fournier et Bégin, *Dict. des Sciences Médicales, art. cité*, p. 357). »

1° Lorsque à la langueur générale de l'économie; 2° à l'apathie, à l'insouciance; 3° à l'amour du repos et du sommeil; 4° à la mélancolie; 5° à l'expression triste de la face; 6° à la décoloration, à la semi-transparence du système cutané; 7° à la bouffissure universelle; 8° à la flaccidité, à la molesse, à l'étiolement des tissus, etc.; auront succédé : 1° une activité générale répandue dans tout l'individu; 2° une grande énergie vitale; 3° l'amour de l'exercice et de la veille; 4° les passions gaies; 5° une expression faciale riante et vive; 6° une teinte rembrunie de la peau, ou du moins une coloration plus animée; 7° un embonpoint modéré; 8° une grande fermeté des parties sous-cutanées, l'apparence de la force et de la vie dans tous les systèmes, etc., etc. Toutes les fois, dis-je, que des changements aussi favorables se seront effectués chez un malade affecté de la constitution strumeuse, il peut se féliciter d'être aussi sain, aussi bien organisé que s'il n'avait jamais été scrofuleux. (Lepelletier, *ouvr. cité*, p. 259).

Notes à l'appui de cette huitième assertion. — Les écrouelles ne sont pas contagieuses.

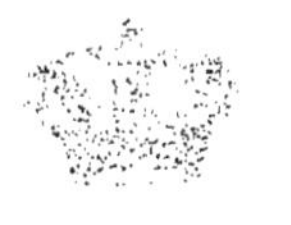

« On a longtems regardé comme réelle cette opinion, que les écrouelles sont contagieuses... Il est maintenant démontré, autant que chose peut l'être, que les écrivains qui ont cru à la contagion ont été trompés par des apparences illusoires, et qu'ils ont pris pour le résultat de la fréquentation des sujets écrouelleux ce qui doit être attribué à l'habitation des lieux que nous avons indiqués précédemment, et à l'influence des causes morbifiques dont nous avons aussi fait mention. MM. Pinel et Alibert ont placé dans la même salle des enfants sains à côté d'enfants scrofuleux sans qu'il en soit résulté aucune transmission de la maladie. M. Hallé, dont l'exactitude et la sage réserve sont si connues, avait déjà fait au faubourg St-Marceau des observations et des expériences semblables à celles qui ont été recueillies à la Salpêtrière et à l'hôpital St-Louis par les médecins qui viennent d'être cités. M. Richerand dit positivement que les enfans reçus à l'hôpital St-Louis se mêlent impunément avec les autres malades, qu'ils partagent les récréations et les repas des autres enfants sans que ces cohabitations et ces contacts répétés aient jamais propagé la maladie. Hébréard a vainement tenté d'inoculer le prétendu virus scrofuleux sur des chiens. Kortum, qui a rassemblé dans sa savante monographie tout ce qui avait été dit avant lui relativement à cette maladie, essaya inutilement de la transmettre en frictionnant chaque jour le cou d'un enfant avec le pus que fournissaient des ulcères scrofuleux. Enfin, M. Lepelletier, désirant constater l'exactitude de ces expériences, les a répétées dernièrement sur des animaux. Il a fait avaler du pus provenant d'ulcères scrofuleux à des cochons d'Inde; il en a injecté dans les veines, et dans aucun cas il n'est parvenu à déterminer le plus fugitif des phénomènes de l'affection strumeuse. Il rapporte des inoculations vaccinales dans lesquelles le virus vaccin était mêlé avec la suppuration recueillie des ulcères scrofuleux, et jamais il n'a observé le plus léger dérangement dans la marche de la vaccine. Enfin, M. Lepelletier, expérimentant sur lui-même, s'est inoculé soit du pus des ulcères scrofuleux, soit de la sérosité qui s'accumule sous l'épiderme après l'application d'un vésicatoire sur des sujets affectés d'écrouelles, et il n'a jamais éprouvé aucun symptôme des scrofules (*Dict. des Sc. méd.*, art. cité p. 291).

« Mes confrères et moi à l'hôpital des Enfants, nous n'avons jamais rien vu qui puisse nous faire supposer aucune espèce de contagion de la scrofule. Il m'est arrivé aussi assez souvent de rencontrer dans une même famille des enfants scrofuleux jouant, mangeant et couchant avec leurs frères et leurs sœurs qui étaient parfaitement sains, et ceux-ci, malgré cette communication continuelle, conservaient une excellente santé (Guersent, dict. de méd., art. cité, p. 230).

« Nous croyons inutile d'entrer dans des détails pour prouver la non contagion des scrofules. L'expérience, l'observation journalière, des essais répétés d'inoculation ne permettent plus de conserver le moindre doute à cet égard (Fabre, dict. des dict. de médecine, art. Scrof., p. 183). »

Notes à l'appui de ces autres assertions. — Les voies digestives sont affaiblies chez les scrofuleux. — Leur sang est séreux et semblable à celui des filles qui ont les pâles couleurs. — Ils n'ont que les apparences de l'embonpoint. — Leurs dents, et leurs os ne se consolident que difficilement.

« L'appareil digestif est frappé d'une inertie et d'une irrégularité remarquable (Huffeland, ouvr. cité p. 22).

« L'haleine des scrofuleux est habituellement aigre et fétide (dict. des sc. méd., art. cité p. 282).

« Le sang des scrofuleux est réellement plus aqueux, plus glaireux, moins rutilant, moins vif, que celui des gens qui se portent bien ; il a, dit Bordeu, beaucoup de rapport avec le sang des filles qui ont les pâles couleurs, et quelque ressemblance avec le sang des hydropiques ; c'est-à-dire qu'il est moins bien travaillé (Baumes, ouvr. cité, p. 110).

— La sécrétion biliaire présente peu d'activité chez le plus grand nombre des sujets; le fluide auquel elle donne naissance est moins coloré, est moins amer en un mot, moins élaboré que chez un individu sain. J'ai fait un assez grand nombre d'autopsies cadavériques sur des sujets morts évidemment scrofuleux à l'hospice de la Salpétrière, et j'ai dans presque tous le cas rencontré le foie plus pâle et moins consistant ; la vésicule remplie d'une bile moins chargée de résine et de matière colorante jaune que dans l'état naturel. Bordeu avait déjà fait cette observation... Cet auteur ajoute qu'il a constamment rencontré des effets semblables sur les animaux exclusivement nourris de lait et de farineux pendant un temps suffisant (Lepelletier, ouvrage cité, p. 65).

« Le développement des dents, des os, des muscles,

l'aptitude à courir et à parler, sont difficiles, tardifs, ou se succèdent d'une manière irrégulière (Hufeland, ouvr. cité, p. 88).

« L'embonpoint des scrofuleux n'est qu'apparent ; quelques jours de maladie ou de fatigue le dissipent et réduisent des membres qui semblent robustes à des formes grêles, indices de leur faiblesse (Richerand, ouvr. cité, p. 426). »

« Les sujets de ce tempérament sont débiles et incapables de supporter des fatigues soutenues et des travaux pénibles. On sait que pendant la désastreuse campagne de Moscou, le superbe régiment des grenadiers hollandais de la vieille garde fut celui de toute l'armée que les marches forcées, la disette et le froid anéantirent le premier... Il n'est pas rare de voir à l'armée des sujets très-lymphatiques, et jouissant de la plus brillante santé, se fondre pour ainsi dire, et ne présenter, après deux ou trois jours de marche et de privations, qu'un visage abattu, flétri, et des membres décharnés (Dict. des *Sc. méd.*, art. cité, p. 282).

THÉORIE

DE CETTE MALADIE

D'APRÈS LES AUTEURS.

Hippocrate attribue l'origine de cette maladie à une pituite épaisse, surabondante, qui des diverses parties du corps afflue sur les glandes.

Galien, à une matière pituiteuse, froide, visqueuse, qui se dépose dans le tissu glanduleux.

Celse, à une concrétion sanguine et purulente.

André Vésales, à une humeur froide et mélancolique.

Ambroise Paré, à une altération particulière de la pituite qui devient grasse, gypseuse, gluante, et qui détermine la maladie lorsque l'humeur mélancolique vient à s'y mêler.

Marc-Aurèle Séverin, à une pituite limoneuse.

Duret, à une pituite putride et salée.

Richard Méad, à des humeurs âcres et salées.

Sanctorius, à une affluence perpétuelle de l'humeur excrémentitielle que filtrent les glandes.

Bordeu, à un état d'acidité particulière des fluides, à un levain scrofuleux.

Peyrilhe, à un principe acide qui coagule la lymphe.

Renard, à un épaississement de la lymphe.

De Haen, à une altération de la lymphe consécutive à la variole.

Charmetton, à un sel salé, plus ou moins fixe ou volatil et chargé de parties terrestres acides ou acerbes, qui épaississent les humeurs et surtout les sucs lymphatiques.

Huffeland, à une acrimonie spécifique de la lymphe.

L'auteur qui en a traité dans la grande encyclopédie, à une lymphe épaissie, gélatineuse, déposée dans les vaisseaux de certaines glandes et dans le tissu pelliculeux qui les avoisine.

Gamet, à une altération du fluide nerveux.

Portal et d'autres médecins, à une dégénération du virus syphilitique.

Baumes, à la présence et à l'aberration d'un acide phosphoreux ou phosphorique, réagissant sur les sucs albumineux qu'il tend à concréter et à dénaturer en même temps que l'on voit s'affaiblir l'influence que la lumière et le calorique exercent sur les humeurs et sur les solides du corps vivant.

Sœmmering, au relâchement et à la dilatation passive des vaisseaux absorbants d'où résulte la stagnation et l'altération des fluides lymphatiques.

Cabanis, à un surcroît d'activité des bouches absorbantes des vaisseaux blancs et en même temps à une atonie plus ou moins marquée dans le canal vasculaire lui-même.

Lepelletier, à une altération notable dans la nutrition d'où résulte nécessairement un défaut d'élaboration vitale, d'animalisation ; un véritable étiolement des tissus organiques.

Girtanner, à une augmentation dans l'irritabilité du système lymphatique.

Broussais, à une sub-irritation ou sub-inflammation des vaisseaux blancs.

Baudelocque, à une viciation de l'air.

Lugol, à l'hérédité.

Examen de ces théories.

Je n'entreprendrai pas de réfuter toutes ces idées, cela deviendrait trop long, je ne dirai que quelques mots de celles qui ont joui de plus de crédit et d'après lesquelles il faudrait regarder les écrouelles comme une suite de la syphilis, de l'aberration de l'acide phosphorique, de l'inflammation des vaisseaux blancs ou de l'atonie de ces vaisseaux.

La maladie scrofuleuse a été connue de tout temps et la maladie syphilitique n'est connue que depuis la découverte du Nouveau-Monde. Le mercure guérit très-bien la syphilis et ne guérit pas les écrouelles. La syphilis se communique avec une extrême facilité et les écrouelles ne se communiquent pas. Sur vingt scrofuleux, il n'y en a pas certainement un dans les campagnes dont les parents aient été atteints de la syphilis ou qui lui-même en ait été atteint. Comment admettre que les écrouelles sont dues à la syphilis ?

Il y a des chimistes qui n'ont pas trouvé du tout d'acide phosphorique dans les humeurs des scrofuleux. Il y en a qui ont soutenu que c'est de l'acide oxalique qu'on y trouve et non de l'acide phosphorique. D'autres, qu'on n'y trouve ni l'un ni l'autre. On n'a pas enfin obtenu plus de succès des alcalis conseillés par l'auteur que des autres substances pharmaceutiques. Comment admettre que les écrouelles sont dues à une aberration de l'acide phosphorique?

L'observation de tous les jours dépose en faveur des traitements toniques dans cette maladie et contre les débilitants, contre les saignées et les sangsues; ceux même qui soutiennent qu'elle est l'effet d'une irritation ou d'une inflammation sont obligés de convenir qu'on ne la guérit qu'à l'aide d'un régime très-substantiel et du vin. Comment reconnaître alors qu'elle est la suite d'une irritation ou d'une inflammation?

Lors même qu'on parviendrait à prouver qu'il y a faiblesse des vaisseaux lymphatiques dans cette maladie et dilatation de leurs corps, ne serait-il pas aussi naturel de penser que c'est le résultat du mal que sa cause? S'explique-t-on d'après aucune de ces opinions les faits suivants : pourquoi les écrouelles sont en tout pays la maladie des enfants, pourquoi les montagnards et les pauvres y sont également si souvent sujets?

NOTRE MANIÈRE DE VOIR

RELATIVEMENT

A CETTE MALADIE ET A LA PHTHISIE.

« Le plus grand obstacle à l'avancement des con-
« naissances de l'homme est moins dans les choses même
« que dans la manière dont il les considère, a dit Buffon.
« Quelque compliquée que soit la machine de son corps,
« elle est encore plus simple que ses idées. Il est moins
« difficile de voir la nature telle qu'elle est, que de la re-
« connaître telle qu'on nous la représente ; elle ne porte
« qu'un voile, nous lui donnons un masque, nous la cou-
« vrons de préjugés. »

Nous avons vu que cette maladie ne se développe jamais que sous l'influence d'un air humide ou d'une nourriture très peu réparatrice, et qu'elle ne guérit jamais qu'à l'aide d'un bon air et d'un bon régime.

1° Nul doute que l'air et la nourriture modifient beaucoup notre constitution à la longue; qu'en respirant un air sec et chaud et en usant souvent de substances animales, on acquiert beaucoup de sang, des muscles robustes, *un tempérament sanguin;* qu'en respirant, au contraire, un air humide et en se nourrissant de laitage et de végétaux, on acquiert peu de chair musculaire, beaucoup d'humeurs, *un tempérament lymphatique*,

2° Nul doute encore que sous l'influence de ce dernier régime, les voies digestives s'affaiblissent; il se développe des acides dans l'estomac; la bile et l'urine changent de nature et prennent tous les caractères de ces humeurs chez les herbivores;

3° Il n'est pas prouvé que les enfants soient élevés convenablement, en général, durant les premières années de leur existence. Il n'est pas prouvé, par exemple, qu'on dut les tenir longtemps à l'usage du lait seul après la naissance, encore moins jusqu'à la pousse de toutes les dents, comme le font pratiquer certains parents. Si on consulte l'organisation, les enfants ont un long tube digestif plus long que celui de l'adulte en proportion; un grand foie, plus grand que celui de l'adulte également en proportion; beaucoup de salive, beaucoup de bile, tout ce qui caractérise les individus qui mangent beaucoup. Si on s'en tient à l'observation, on est presque toujours sûr d'appaiser leurs cris en leur donnant des aliments. Pendant tout le temps où on ne leur donne que du lait, plusieurs éprouvent absolument les mêmes accidents que les adultes soumis à la diète lactée, des diarrhées ou des constipations opiniâtres, des tranchées ou coliques, le gonflement des hypocondres, la lienterie, etc. Il n'y a aucune femme en état de nourrir un enfant avec du lait seul jusqu'à la pousse de toutes les dents sans compromettre sa santé, comme l'ont avancé avec raison beaucoup de médecins. Les enfants nourris ainsi sont gélatineux, transparents, ont la blancheur de la cire, périssent presque tous scrofuleux. Buffon a dit : « Les enfants, dans la première année de leur âge, sont incapables de broyer les aliments, les dents leur manquent ; ils n'en ont encore que le germe enveloppé dans des gencives si molles que leur faible résistance ne ferait aucun effet sur des matières solides. On voit certaines nourrices, surtout dans le bas peuple, qui mâchent des aliments pour les faire avaler aux enfants ; avant de réfléchir sur cette pratique, écartons toute idée de dégoût, et soyons persuadés qu'à cet âge les enfants ne peuvent en avoir aucune impression. En effet, ils ne sont pas moins avides de recevoir la nourriture de la bouche de la nourrice que de ses mamelles. Au contraire, il semble que la nature même ait introduit cet usage dans plusieurs pays fort éloignés les uns des autres ; il est en Italie, en Turquie et dans presque toute l'Asie ; on le retrouve en Amérique, dans les Antilles, au Canada, etc. Je le crois fort utile aux enfants. » — Tout porte à croire qu'ils devraient être nourris ainsi ; car, de cette manière, chaque mère peut élever son enfant, il n'y en a plus qui soient trop jeunes ou trop âgées pour allaiter, qui n'aient pas assez de lait, qui aient un lait trop lymphatique ; tout rentre réellement dans l'ordre.

Il n'est pas prouvé non plus, que lorsqu'on juge à propos de donner aux enfants d'autres aliments que le lait de la mère, on dut les nourrir de bouillie, de soupe, de riz, de fécules enfin et de lait, comme on le fait partout, ou les tenir même aux végétaux jusqu'à six ou sept ans, comme cela se pratique encore dans quelques familles riches. Tout porte à admettre, au contraire, qu'ils devaient être nourris principalement de viande. La viande est, en effet, la nourriture des jeunes sujets parmi presque tous les animaux, même parmi beaucoup de ceux qui, à l'âge adulte, n'usent jamais de substances animales; l'instinct prédomine chez les enfants, tous aiment beaucoup la viande. Les enfants sont, en venant au monde, remplis de fluides blancs, ont des muscles grêles, peu de sang, les os encore cartilagineux ; la viande leur donnerait du sang, des muscles, favoriserait l'ossification qui, d'après l'étude de l'ostéogénie, ne fait des progrès que tout autant que l'artère qui pénètre l'os est riche en fluide sanguin. Autre motif : les personnes qui, parmi nous, se nourrissent de laitage et de fécules sont très-sujettes aux vers. Les montagnards nourris de la même manière également ; les malheureux nègres nourris de manioc périssent en grand nombre de maladies vermineuses. Les animaux herbivores ont toujours des vers par poignées dans les intestins ; les animaux carnivores n'en n'ont que bien rarement, ainsi que les hommes qui usent souvent de substances animales. En nourrissant les enfants de viande, on les préserverait des vers.

Si on a adopté cette manière de les nourrir, en voici évidemment la raison :

L'effet des aliments sur les passions chez l'homme fut

observé dès la plus haute antiquité par les philosophes et par les législateurs. Ils se persuadèrent qu'avec des aliments doux, tels que le lait, les fruits, ils inspireraient toutes les vertus aux hommes; que l'impression douce de ces aliments souvent répétée sur le canal intestinal se réfléchirait sur le moral. Pythagore n'imagina la métempsycose que d'après ces idées. Ils employèrent toutes les richesses de l'éloquence pour porter les hommes à se nourrir de végétaux et les détourner de manger de la viande.

Parcite, mortales, dapibus temerare nefandis
Corpora; sunt fruges, sunt deducentia ramos
Pondere poma sua tumidæque in vitibus uvæ.
Sunt herbæ dulces, sunt quæ mitescere flammâ
Molirique queant. Nec vobis lacteus humor
Eripitur, nec mella thymi redolentia florem.
Prodiga divitias alimentaque mitia tellus
Suggerit, atque epulas sine cœde et sanguine prœbet.
Carne feræ sedant jejunia nec tamen omnes.....
Heu quantum scelus est in viscera viscera condi
Congestoque avidum pinguescere corpore corpus,
Alteriusque animantem animantis vivere letho.
Scilicet in tantis opibus quas optima matrum
Terra parit, nil te nisi tristia mandere sævo
Vulnera dente juvat, ritusque referre cyclopum ?...
Quid meruistis oves placidum pecus inque tuendos
Natum homines pleno quæ fertis in ubere nectar ?
Mollia quæ nobis vestras velamina lanas
Præbetis, vitaque magis quam morte juvatis ?

Quid meruere boves, animal sine fraude, dolisque,
Innocuum, simplex, natum tolerare labores?
Immemor est demum nec frugum munere dignus
Qui potuit curvi demto modo pondere aratri
Ruricolam mactare suum, qui trita labore
Illa quibus toties durum renovaverat arvum,
Tot dederat messes, percussit colla securi.

Ovide.

« Tu me demandes pourquoi Pythagore s'abstenait de manger de la chair des bêtes; mais moi, je te demande au contraire quel courage d'homme eut le premier qui approcha de sa bouche une chair meurtrie, qui brisa de sa dent les os d'une bête expirante, qui fit servir devant lui des cadavres et engloutit dans son estomac des membres qui, le moment d'auparavant, bêlaient, mugissaient, marchaient et voyaient? Comment sa main put-elle enfoncer un fer dans le cœur d'un être sensible? Comment ses yeux purent-ils supporter un meurtre? comment put-il voir saigner, écorcher, démembrer un pauvre animal sans défense; cuire la brebis qui lui léchait les mains. Les panthères et les lions que vous appelez féroces suivent leur instinct par force et tuent les autres animaux pour vivre... Vous ne les mangez pas, ces animaux carnassiers, vous les imitez; vous n'avez faim que des bêtes innocentes et douces qui ne font du mal à personne, qui s'attachent à vous, qui vous servent et que vous dévorez pour prix de leurs services. O meurtrier contre nature, si tu t'obstines à soutenir qu'elle t'a fait pour dévorer tes semblables, des êtres de chair et d'os, sensibles et vivantscomme toi, étouffe donc l'horreur qu'elle t'inspire pour ces affreux repas; tue les animaux toi-même, je dis de tes propres mains, sans ferrements, sans contelas; déchire-les avec tes ongles comme font les lions et les ours, mords ce bœuf et le met en pièces; enfonce tes griffes dans sa peau, mange cet agneau tout vif, dévore ses chairs toutes chaudes, bois son âme avec son sang; tu frémis, tu n'oses sentir palpiter sous ta dent une chair vivante. Homme pitoyable! Tu commences par tuer l'animal et puis tu le manges comme pour le faire mourir deux fois (Plutarque et J.-J. Rousseau). »

Des opinions morales sont devenues des règles hygiéniques par autre chose.

— Cette maladie qui attaque les enfants, nourris partout de lait et de fécules; les montagnards, nourris de la même manière ; les pauvres obligés de vivre à peu près des mêmes aliments; les animaux gorgés de farineux et d'une grande quantité d'eau ou habitant des lieux humides, à laquelle les individus du tempérament lymphatique sont plus sujets que les autres, de l'avis de tous les auteurs; que l'on prévient chez les enfants issus de parents scrofuleux en leur faisant respirer un air pur et en les nourrissant à bonne heure de substances animales; que l'on ne guérit qu'à l'aide d'un bon air et d'un bon régime, en remplaçant le tempérament lymphatique par un tempérament sanguin; n'est-elle pas tout simplement une dégénération de la constitution qui survient quand on respire pendant trop longtemps un air humide ou lorsqu'on se nourrit d'aliments trop peu réparateurs, un mode de développement de ce tempérament qu'on nomme lymphatique, ce tempérament exagéré, si on veut, accident qui peut survenir chez tout le monde, mais qui survient particulièrement chez les enfants à cause de la manière dont on les nourrit ? »

Nous allons examiner quelques exemples d'écrouelles dans les premières années de la vie :

Un enfant est allaité par une nourrice qui a une grande quantité de lait, mais un lait séreux, peu nourrissant (très-propre, par conséquent, à faire développer le tempérament lymphatique), et cet enfant devient très-potelé. On continue de le nourrir ainsi, il devient encore plus joufflu. On le tient toujours à l'usage de ce lait, le glandes du cou se gonflent, s'ulcèrent, les écrouelles se déclarent. On supprime l'usage de ce lait, on lui donne des jus de viande, des bouillons très-restaurants, on lui fait respirer un bon air; il guérit. — Que s'est-il passé chez cet enfant quand il est devenu scrofuleux? Nourri d'un aliment trop aqueux, contenant très-peu de parties assimilables, n'est-il pas devenu seulement peu à peu trop lymphatique, ne s'est-il pas à la longue trop chargé d'humeurs?

Un enfant est nourri de gruau, de crême de riz, de bouillie, de soupe maigre (autres aliments qui font développer le tempérament lymphatique), et comme l'enfant précédent devient d'abord très-gras, puis plus gras encore, ensuite scrofuleux. On le place à la campagne, on lui donne des substances animales, quelque sirop amer ou du vin (des aliments qui font développer le tempérament sanguin), il guérit au bout de plus ou moins de temps selon que sa maladie avait fait plus ou moins de progrès. — Que s'est-il passé chez cet enfant quand il est devenu scrofuleux ? Gorgé d'aliments trop liquides, trop peu réparateurs, n'est-il pas devenu seulement à la longue très-lymphatique, ne s'est-il pas chargé d'humeurs ?

Un enfant qui se portait bien chez sa nourrice à la campagne, où il se livrait à l'exercice au grand soleil (mais qui était encore rempli de fluides blancs comme tous les enfants), est rendu à sa mère qui demeure dans une rue humide de la ville. Il paraît d'abord acquérir de l'embonpoint, mais au bout d'un certain temps ses glandes s'engorgent, deviennent énormes, paraissent prêtes à s'ouvrir. On le replace à la campagne, on le nourrit bien, on lui donne quelques purgatifs, on lui applique un exutoire, il guérit sans même que ces glandes s'abcèdent. — Que s'est-il passé chez cet enfant quand ses glandes se sont engorgées ? Transpirant peu dans cet air humide, une partie des liquides qui devaient être éliminés par la peau, restant dans le corps et augmentant la masse de ses humeurs, ne s'est-il pas seulement chargé d'un peu plus de fluides blancs ?

Nous allons examiner quelques exemples de cette même maladie chez les adultes :

Un homme est plongé dans un cachot obscur où on le nourrit de mauvais pain, de légumes et d'eau, et au bout de quelques années en sort avec des chairs flasques, le teint pâle, les glandes engorgées, tous les signes des scrofules. — Que s'est-il passé chez cet homme ? longtemps placé sous l'influence de toutes les conditions hygiéniques qui font développer le tempérament lymphatique n'est-il pas devenu seulement plus lymphatique ?

Un montagnard qui n'avait jamais été atteint des écrouelles pendant qu'il habitait un plateau bien exposé au soleil au sommet de la montagne, mais qui, nourri de laitages et de farine de maïs, était comme tous les habitants du pays chargé d'humeurs, étant venu se fixer dans une vallée humide au pied de la même montagne, y devient scrofuleux. — Que s'est-il passé chez cet homme? N'est-il pas devenu seulement plus lymphatique ?

Une femme d'un tempérament lymphatique qui occupait un appartement bien exposé au midi à l'étage supérieur d'une maison, en prend un autre humide au rez-de-chaussée et voit bientôt ses glandes s'engorger. On la replace dans son premier appartement, on lui fait faire un peu d'exercice, on la nourrit bien, elle guérit. — Que s'est-il passé chez cette femme quand elle est devenue scrofuleuse ?

— En nourrissant les enfants principalement de viande, ne les préserverait-on pas de cette maladie, et comme elle ne se développe presque jamais pour la première fois à un autre âge, que cela n'arrive pas une fois sur mille, ni peut-être sur dix mille, avons nous dit, ne la bannirait-on pas ainsi en quelque sorte du nombre de nos maux ?

PHTHISIE PULMONAIRE.

La phthisie pulmonaire n'est qu'un mode de développement des scrofules.

La présence des tubercules dans les poumons constitue en effet la phthisie d'après tous les médecins de notre époque ; la présence des tubercules au cou constitue la scrofule.

Dans la phthisie, il y a des tubercules non-seulement dans les poumons, mais encore dans le mésentère, au cou, dans les intestins, un peu par tout le corps; dans la scrofule il y a des tubercules non-seulement au cou, mais encore dans les poumons et dans les autres parties dont nous venons de parler.

La phthisie attaque les personnes du tempérament lymphatique; la scrofule également, avons-nous vu.

Les phtisiques ont le sang aqueux, peu de chair musculaire ; les scrofuleux aussi.

Les tubercules de la poitrine ne se déclarent qu'à 2 ou 3 ans. M, Boudet (1) n'en a trouvé qu'une fois sur 57 chez les enfants d'un jour à 2 ans, et 33 fois sur 45, au contraire, a dater de 2 ans ; c'est-à-dire lorsqu'on a tenu longtemps les enfants aux aliments insipides dont nous avons parlé; — les glandes du cou ne s'engorgent non plus qu'à 2 ou 3 ans. Sur quoi se fonderait-on pour établir entre ces deux maladies d'autre différence que celle du siége?

(1) *Recherches sur la tuberculisation*, communiquées à l'Académie des sciences en 1843.

— En nourrissant les enfants de substances animales ne les préserverait-on pas aussi de cette maladie, et comme elle ne se développe guère à un autre âge, quand on n'en a pas contracté le germe dans l'enfance, n'en délivrerait-on pas également ainsi à peu près l'espèce humaine?

S'il y a des scrofuleux et des poitrinaires, n'est-ce pas presque uniquement par notre faute, parce que quand on a conseillé de ne nourrir les enfants que de végétaux, tandis que tous les animaux nourrissent leurs petits de substances plus animalisées que celles qu'ils prendront à l'âge adulte ; les mammifères herbivores de leur lait, les oiseaux d'insectes ou en leur dégorgeant une nourriture déjà assimilée par un commencement de digestion ; on a oublié de se demander si ces jeunes êtres si humides, jouissant encore de si peu de vie, ayant les glandes si volumineuses, les os encore si mous qu'on les coupe comme des fruits, se débarrasseraient néanmoins avec ces aliments si éloignés de leur nature de cette surabondance de fluides blancs, si leurs glandes ne s'engorgeraient pas davantage, si leurs os se consolideraient, si leurs poumons n'éprouveraient pas telle ou telle altération, et que les médecins n'ont pas songé non plus à examiner la question malgré tous les maux qui accablent journellement les enfants, quoiqu'il en meure toujours plus du tiers avant trois ans, la moitié avant 20 ans, et que sur l'autre moitié, il y en ait à peine le tiers de propre au service militaire, par suite d'infirmités contractées dans le bas-âge?

Je vais plus loin :

Comment a-t-on toujours traité la phthisie jusqu'ici?

— Par des saignées répétées, des sangsues, les eaux

minérales, des vésicatoires, des cautères, des sétons, des ventouses sur la poitrine; par des décoctions abondantes d'orge, de graine de lin, l'eau de gomme, de poulet, la diète lactée ou purement végétale; par des sirops émollients.

Comment la traite-t-on encore?

— De la même manière.

Est-il surprenant qu'on ne la guérisse pas?

— Mais personne n'oserait certainement aujourd'hui révoquer en doute sa curabilité. Laennec, Andral, tous les médecins qui se sont livrés de nos jours ou qui se livrent à l'ouverture des corps, attestent qu'on trouve souvent dans les cadavres des traces de cicatrisation de tubercules. M. Boudet dit en avoir trouvé fréquemment; M. Rogée avait publié quelques années avant en avoir trouvé 51 fois sur 100 sur des sujets ouverts au hasard dans les hôpitaux et qui étaient guéris d'eux-mêmes.

Si on ne la guérit pas n'est-ce pas aussi uniquement à cause de la manière dont on la traite?

Je m'explique :

Si au lieu de la traiter par des saignées et des émollients, on la traitait comme les scrofules qui étaient aussi regardées comme incurables il y a 60 ans, époque à laquelle on voulait les guérir avec des purgatifs, du mercure, des drogues enfin; au lieu de ne compter que sur l'hygiène, et que les médecins regardent aujourd'hui comme une des maladies que l'on peut le plus raisonnablement espérer guérir toutes les fois que le mal n'a pas déjà fait des progrès extrêmes, *ne la guérirait-on pas à peu près aussi souvent que les écrouelles?*

Réponse aux diverses questions émises dans ce travail.

Les scrofules et la phthisie ne nous viennent certainement que de la manière d'élever les enfants, dont nous avons parlé; s'il y a des scrofuleux et des poitrinaires, c'est entièrement par notre faute. Jamais les enfants nourris principalement de viande ne deviendraient scrofuleux, car la nourriture animale, loin d'augmenter la quantité des fluides blancs la diminue; loin de faire engorger les glandes les fait presque atrophier; favorise le développement du tempérament sanguin comme nous l'avons déjà dit; et tous les médecins reconnaissent eux-mêmes déjà qu'on préserve ainsi ordinairement des scrofules les enfants issus de parents scrofuleux. Jamais ils ne deviendraient phthisiques, car ce qui empêche le développement des tubercules du cou empêcherait le développement de ceux du poumon, puisqu'ils sont de même nature, et d'ailleurs les animaux carnivores sont bien rarement affectés de phthisie. Si les glandes naturellement engorgées chez tous les enfants au moment de la naissance, finissent ainsi par s'engorger davantage chez plusieurs et par s'abcéder à 2 ou 3 ans; si les vaisseaux lymphatiques du poumon, du mésentère, etc. acquièrent la dégénération tuberculeuse; ce n'est que parce que au lieu de nourrir ces jeunes êtres, comme le voulait la nature, d'aliments ne fournissant presque que du sang, afin de les débarrasser de cette surabondance de fluides blancs qui forme leur constitution, on ne les nourrit que d'aliments produisant des maladies d'engorgement chez les adultes eux-mêmes: ayant cherché pendant plus de 15 ans si je trouverais de ces malades parmi les enfants respirant un bon air et bien nourris, je n'en ai jamais trouvé; ayant fait nourrir à bonne heure de substances animales tous les enfants menacés de ces maladies, qui se sont présentés à moi depuis que je m'occupe de ce sujet, et observé tous ceux qui étaient traités de la même manière par d'autres médecins, je n'ai vu que ceux qui ne suivaient pas le régime en être atteints. Etant allé dans les Pyrénées, pour examiner si les adultes étant là nourris comme le sont partout ailleurs les enfants, je trouverais chez eux les mêmes maladies ou les mêmes incommodités que chez les enfants, j'ai vu que nourris des mêmes aliments ils sont sujets aux mêmes maladies.

Si on ne guérit pas la phthisie, ce n'est aussi que par notre faute, à cause de la manière dont on la traite, parce qu'on veut la guérir par les moyens les plus capables de la faire naître. On la guérirait très-souvent, ou presque constamment au moins on arrêterait ses progrès, en la traitant comme les écrouelles. Ayant eu occasion, en effet, de donner des soins pendant une douzaine d'années à un grand nombre de personnes de la campagne menacées de la phthisie ou phthisiques, et les ayant toujours traitées par le régime tonique, je n'ai jamais vu survenir le moindre accident; j'ai vu, au contraire, constamment ces individus se remettre plus ou moins bien, absolument comme les scrofuleux.

Quelques passages extraits de l'article *Phthisie*, par M. le docteur Roche, dans le *Dictionnaire de médecine et de chirurgie pratiques* ou d'autres ouvrages, ôteront au reste peut-être à l'opinion que j'émets qu'il faudrait nourrir les phtisiques principalement de viande pour les guérir, ce qu'elle peut paraître d'abord avoir d'étrange ; quelques passages d'autres auteurs relatifs à la manière de nourrir les enfants ôteront à l'idée que j'émets de les nourrir principalement de substances animales, ce qu'elle paraît avoir aussi d'extraordinaire.

Traitement proposé par M. Roche contre la phthisie pulmonaire (Dict. de méd. et de chir. pratiques, t. XIII.*)*

« C'est une opinion généralement accréditée dans le monde que la phthisie est incurable. Beaucoup de médecins la partagent peut-être, et, il faut en convenir, les exemples de guérison de cette funeste maladie sont tellement rares que le praticien le plus répandu peut, dans le cours d'un long exercice de son art, n'en pas observer un seul exemple incontestable. Cette croyance jette le désespoir dans l'âme des malades, elle décourage le médecin, et le traitement de la maladie en ressent une fâcheuse influence. Dans la conviction où l'on est que ce serait peine perdue, personne ne songe à faire subir la plus légère modification à la thérapeutique routinière de cette maladie. On prescrit ce que tout le monde prescrit quelques saignées au début, des boissons pectorales, des potions de même nature, les eaux bonnes, quelques narcotiques, des vésicatoires, des cautères, un régime doux, de la flanelle sur la peau, et l'habitation des pays chauds pour les gens riches; et tout cela sans aucun espoir, pour l'acquittement de la conscience. Un petit nombre de tentatives a cependant été fait par Laennec pour sortir de cette ornière; mais comme elles n'ont pas été heureuses, personne ne les a répétées, et l'on est retombé dans le traitement banal que nous venons d'indiquer.

La phthisie cependant guérit quelquefois. Laennec a démontré que les excavations tuberculeuses pouvaient se cicatriser : il a rapporté quelques exemples de ce mode de guérison. D'autres praticiens en ont publié de semblables. M. Broussais avait, longtemps auparavant fait voir qu'il était possible quelquefois, par le traitement précité, d'enrayer, de suspendre au moins, la marche de la maladie à ses premières périodes. Il n'est pas de médecin qui n'ait vu des phthisiques, qu'il croyait voués à une mort certaine, guérir après leur renonciation à tout traitement et à tout régime, ou pas un régime et un traitement entièrement opposés à ceux qu'il avait conseillés. Enfin, dans les écrits des meilleurs auteurs anciens sur la phthisie, on trouve vantés avec tant de bonne foi des moyens thérapeutiques aujourd'hui tombés dans l'oubli, ou même dédaignés, qu'il faut bien croire qu'on leur a dû quelques succès. Ayons donc un peu plus de confiance dans les ressources de l'art, interrogeons l'expérience de nos prédécesseurs, profitons même des avertissements que nous donne l'empirisme ; enfin tentons, s'il se peut, de nouvelles voies, et peut-être parviendrons-nous à découvrir les moyens d'arracher quelques victimes de plus à cette redoutable maladie.

Si deux ordres de causes, les unes générales, les autres locales, concourent à la production de la phthisie, si la nature de cette maladie se compose de deux genres d'altérations bien distinctes, les unes générales aussi et les autres locales, et si ces premières en constituent principalement l'essence intime, il s'en suit évidemment qu'elle réclament un double traitement, et que le plus important doit être le traitement général. En effet, dans la phthisie comme dans les scrofules, les symptômes les plus apparents du mal ne sont pas le mal lui-même, que sont les phénomènes locaux d'inflammation des tubercules du cou, en comparaison de la cause générale qui les produit? Quel médecin aujourd'hui ne les regarde comme tout-à-fait secondaires? Qui se borne à les attaquer pour tout traitement de cette maladie? Qui n'est aujourd'hui pleinement convaincu de la nécessité de la combattre par un traitement général? Eh bien, l'analogie est complète : la nature des deux maladies est la même, le siége seul diffère. Dans la phthisie, sans doute en raison de la grande importance de l'organe affecté, les phénomènes locaux ont plus de gravité et réclament une attention plus sérieuse que dans les scrofules; aussi ne prétendons-nous pas qu'on doive les négliger ; mais leur traitement n'en est pas moins dominé, selon nous, par celui de l'altération du sang et de la nutrition qui fait le fond de la maladie ; et c'est, à notre avis, parce que les praticiens ne voient et ne combattent aujourd'hui que les désordres locaux de la phthisie, que les exemples de guérison en sont si rares. Nous aurons bientôt, peut-être, à porter un jugement plus sévère sur la nature de ce traitement.

L'indispensable nécessité et la supériorité du traitement général étant démontrées, demandons-nous maintenant de quelle nature doivent être les moyens qui le composeront. Destinés à remédier à l'altération du sang, ils doivent être pris parmi les agents doués de la propriété de rendre a ce liquide sa composition normale, les qualités stimulantes et les globules rouges qui lui manquent. Or, l'expérience et la théorie nous apprennent, par l'exemple des goutteux, qu'une nourriture succulente est d'abord le meilleur moyen d'atteindre ce but : elles nous enseignent que l'insolation, le grand air, l'application de la flanelle sur la peau, et les médicaments que l'on nomme toniques concourent puissamment à ce résultat, enfin, par l'exemple des scrofuleux, elle nou démontre l'utilité des substances amères et des sucs végétaux dits antiscorbutiques. C'est donc en résumé à cettes classe de moyens que nous devons emprunter nos principales ressources contre la phthisie pulmonaire... — Tant que l'on a confondu sous le nom de phthisie toutes les maladies chroniques de la poitrine, il n'a pas été possible de démontrer l'identité parfaite qui existe entre la phthisie pulmonaire et les scrofules, on ne pouvait que la pressentir ; mais aujourd'hui, grâce aux découvertes modernes de l'anatomie pathologique, cette identité ne peut plus faire, ce nous semble, l'objet du moindre doute. Qu'il nous suffise de rappeler que les mêmes causes président au développement des deux maladies ; que les mêmes conditions d'âge, de sexe et de tempérament qui prédisposent à contracter l'une, prédisposent à l'autre ; que la plupart des scrofuleux deviennent tôt ou tard phthisiques ou portent au moins quelques tubercules dans les poumons, et que les lésions anatomiques offrent la plus complète ressemblance dans les deux affections. Or, l'expérience a dès longtemps consacré l'efficacité d'une alimentation presque exclusivement animale, de l'usage du vin, des médicaments toniques, des amers, des dépuratifs, du suc des végétaux dits antiscorbutiques dans le traitement de la maladie scrofuleuse ; elle a appris aussi combien y étaient nisibles le laitage, les fécules et le régime végétal. Tirons-en donc cette conséquence, que la médication qui se montre efficace contre les scrofules doit l'être aussi contre la phthisie, et nécessairement que les moyens qui nuisent dans la première doivent être proscrits du traitement de la seconde... — Je n'hésite pas à déclarer que le traitement par les débilitants et les antiphlogistiques, pris dans leur ensemble, est plus propre à favoriser la tuberculisation qu'à la suspendre. — Qui n'a pas été frappé de l'accroissement subit que prennent les symptômes et la marche de la phthisie chez quelques malades à dater du moment où, quittant l'alimentation usuelle, ces individus viennent se soumettre à ce traitement, que depuis vingt ans surtout, on ordonne à tous les phthisiques indistinctement.

(Traitement proposé par M. Andral pour se préserver de la même maladie.

« La constitution scrofuleuse est, d'après tous les auteurs, celle qui prédispose le plus à la phthisie pulmonaire. Or, rien n'est aussi propre à combattre cette prédisposition qu'un bon régime et une alimentation énergique. Ainsi, en nourrissant le sujet avec des viandes rôties, des gelées animales, en lui prescrivant l'uage modéré du bon vin, l'exercice, l'habitation à la campagne, nous pensons qu'on parviendrait souvent à empêcher le développement des tubercules en agissant ainsi sur la constitution. (*Cours de pathologie interne*, t. I, p. 517.) »

Idées émises par les auteurs touchant la nourriture des enfants.

« J'ai souvent remarqué que des enfants mous et faibles pendant qu'ils étaient au sein, reprenaient des forces dès qu'on les mettait à l'usage du bouillon; j'en ai vu plu sieurs qui dépérissaient ainsi dès l'âge de 4 ou 5 mois, pendant que leur mère les allaitait, ou qu'ils étaient nourris avec le lait d'une autre femme ou celui de vache, et qui se ranimaient ensuite assez promptement dès qu'on leur donnait des sucs de viande. (Guersent, *Dict. des scienc. médic.*, t. 27, article *Lait*, p. 144.)»

« Les médecins ne sont pas d'accord sur l'espèce de nourriture qui convient le mieux à l'enfant à l'époque du sevrage. Il en est qui veulent qu'on abandonne l'usage du lait, quelque préparation qu'on lui fasse subir. D'autres, au contraire, proscrivent toute espèce de nourriture animale, comme bouillons, sucs de viande, jusqu'à l'âge de 2 à 3 ans, crainte d'exciter la putridité. Les médecins ne sont plus détournés aujourd'hui de donner des nourritures animales aux enfants d'après cette idée. Ils ont reconnu, d'après l'expérience, que cette crainte est tout aussi peu fondée pour les enfants que pour les adultes; ils établissent, au contraire, qu'il est nécessaire de donner des bouillons de viande dans toutes les maladies où il importe de soutenir les forces, et chez les enfants faibles, si l'on veut prévenir le marasme et le développement du rachitisme. La doctrine opposée a été longtemps funeste aux individus atteints de ces maladies, et à ceux qui en étaient menacés. Dans ce cas, les organes digestifs sont plus faibles; il est donc rationnel d'employer les aliments les plus faciles à digérer, ceux qui sous un petit volume nourrissent le plus. Or, les sucs extraits des animaux, soit par l'ébullition, soit par la torréfaction, sont plus aisés à digérer que ceux tirés des végétaux. Les organes de la digestion ont besoin de moins de travail pour les assimiler. Outre qu'une petite quantité suffit pour nourrir, ces sucs ont beaucoup plus d'analogie avec la substance de l'enfant. (Gardien, *Dict. des sc. méd.*, article *Sevrage*, p. 214, t. 51.) »

« Il est impossible d'établir une règle qui soit applicable à tous les enfants ; il en est qui ont un si grand appétit, qu'on est obligé, dès le troisième ou quatrième jour de leur naissance, de leur donner une autre nourriture, quoiqu'ils tettent souvent et que leur mère ait beaucoup de lait. J'en ai vu quelques-uns qui n'ont pas cessé de crier et de s'agiter jusqu'à ce que l'on se soit décidé à adopter cette pratique (Gardien, *Maladies des Enfants* p. 483). »

« Quoiqu'on puisse nourrir l'enfant avec le sein seul, même au-delà des cinq ou six premiers mois, je crois qu'il est plus avantageux de lui donner de bonne heure d'autres aliments. Les enfants accoutumés de bonne heure à quelque nourriture solide en deviennent plus forts. Si la mère vient à être atteinte de maladie, ils pourront être sevrés subitement sans danger (*idem*)... Il est vrai, dit Alph. Leroy, que les enfants qui ne sont nourris qu'avec le sein en imposent par leur blancheur éclatante, leur coloris, leur graisse rebondissante sous la peau ; mais si on tâte un peu avec les doigts les enfants dont on vante la beauté et qui ont ainsi été nourris pendant longtemps du lait seul de leur mère, on sent peu de consistance, peu d'élasticité et même une certaine mollesse : c'est ce que connaissent bien les nourrices expérimentées, en disant que ces enfants n'ont qu'une chair de lait. Suivant Alphonse Leroy, les enfants nourris plus d'un an au téton ont une gourme plus forte et sont plus exposés au nouage et aux scrofules (*Idem.*)»

« Les bouillies sont presque exclusivement employées, dans les campagnés surtout, comme aliment accessoire du lait maternel. Voyons comment on les confectionne, et quels peuvent être leurs effets. On délaie dans du lait une certaine quantité de farine de froment ou d'orge, non fermentée : on fait bouillir ce mélange pendant quelque temps, et la préparation est achevée. Est-il, je le demande, un grand nombre d'aliments plus indigestes que ceux-ci ? Un homme robuste, dont la constitution est affermie, dont l'estomac jouit de toute son activité digestive, pourraît-il en faire un usage exclusif pendant plusieurs semaines seulement, sans tomber dans l'affaiblissement et la langueur ? Et cependant c'est avec un pareil aliment que l'on gorge au-delà du besoin, et durant des années entières, *un être faible dont l'organisation est déjà lymphatique, molle et sans aucune consistance.* (Lepelletier, ouvrage cité, p. 305.) »

OBJECTIONS.

Certains peuples qui mangent beaucoup de viande, les anglais par exemple, meurent cependant souvent phthisiques malgré cela ; donc on ne préviendrait pas cette maladie chez les enfants en les nourrissant de viande.

« Mais ces hommes n'ont-ils pas été nourris comme

nous de lait et de fécules étant enfants ? n'ont ils pas dès lors comme nous contracté des tubercules à cet âge ? ne sont-ils pas exposés depuis à mille causes qui favorisent le ramollissement de ces tubercules dans leur climat humide ? ne sont-ils pas traités comme nous par la diète végétale et les saignées, dès que le moindre symptôme de phthisie se déclare ? — Ce fait prouve-t-il en aucune manière qu'on ne préserverait pas les enfants de la phthisie en les nourrissant de viande ?

M. Broussais a attribué les tubercules à une inflammation des poumons, à une congestion trop longtemps prolongée de sang vers ces organes. On augmenterait donc cette congestion en nourrissant bien les malades.

« Mais l'anatomie apprend que les poumons sont souvent remplis de tubercules chez des personnes qui durant la vie n'ont jamais eu aucune fluxion de poitrine, ne se sont même jamais plaintes de la moindre douleur dans cette partie. Elle apprend que nous avons presque tous des tubercules depuis l'âge de deux ou trois ans. M. Boudet, venons-nous de voir, ayant ouvert 45 enfants de deux à quinze ans, en a trouvé sur 33. Ayant ouvert 135 individus de quinze à soixante-seize ans, pris au hasard dans les hôpitaux, et qui avaient succombé aux affections les plus diverses, il en a trouvé sur 116. M. Rogée ayant également fait l'autopsie de 100 individus pris au hasard dans un hôpital, a trouvé des traces de cicatrisation de tubercules sur 51. Ce ne sont pas les hommes les plus robustes, ayant le plus de sang, qui deviennent phthisiques, comme cela devrait être si les tubercules n'étaient que la suite d'inflammation de poitrine; ce sont les hommes ou les femmes qui en ont le moins.

Cette proposition est-elle soutenable ?

« *Puisque* un grand nombre de personnes portent ainsi des tubercules dans les poumons depuis l'enfance ; *puisque* ces tubercules sont de même nature que ceux du cou ; *puisque*, lorsque ceux du cou entrent en suppuration à la suite d'un refroidissement, d'une mauvaise alimentation, d'une perte de sang considérable, d'une des causes enfin, qui font développer le tempérament lymphatique, nous voyons qu'il se forme souvent autour de ces tubercules une espèce d'inflammation qui n'est que la suite de l'engorgement des glandes et non la cause de cette maladie ; n'est-il pas plus raisonnable de penser que quand on trouve pareillement une congestion de sang ou une inflammation dans les environs des tubercules du poumon, à la suite d'un accroissement trop rapide, d'une perte de sang, d'une mauvaise alimentation, du séjour dans un lieu humide (c'est toujours à la suite de semblables conditions que la phthisie se déclare) ; cette inflammation n'est que secondaire, y a été attirée tout simplement par les tubercules, qui ont reçu une nouvelle impulsion pour se développer d'une des causes qui font engorger les glandes extérieures, que de supposer, comme le fait M. Broussais, que c'est cette congestion de sang qui fait naître les tubercules, la mort étant surtout toujours la suite du traitement prescrit d'après cette théorie ?

La manière de nourrir les enfants dont parle Buffon, et qui permet de leur donner des aliments substantiels aussi de bonne heure qu'on le désire, est dégoûtante.

« Mais pour qui ? pour l'enfant. — Buffon a déjà répondu.

« Pour la mère? — je laisse répondre Plutarque par la voix d'Amyot :

« Il n'y a rien si imparfait, si indigent de toutes choses, si nud, si difforme, ni si ord et salle à voir, que l'homme, qui le verrait au sortir du ventre de sa mère, à la naissance, attendu qu'il est seul presque à qui la nature n'a pas seulement concédé une pure et nette entrée en la lumière de cette vie. Car il y entre tout souillé de sang, plein de toute ordure, ressemblant plus tost à une créature récentement massacrée et écorchée que nouvellement née. Il n'y a personne qui le peust toucher, recueillir, caresser, ny embrasser, sinon celle qui par nature l'aime. — Et pourtant nature a fait descendre à bas, soubz le ventre, les tettes de tous les autres animaux, mais à la femme elle les a attachées à la poitrine, en assiette propre pour pouvoir baiser, embrasser et caresser son enfant en l'allaitant, voulant par là nous donner à entendre, que l'enfanter, nourrir et eslever, n'ont pas pour leur but aucune utilité, mais la charité et la dilection, et qu'il soit ainsy, proposez-vous en votre entendement les femmes du temps passé, qui premières concurent, enfantèrent, et voirent un enfant venant de naître sur la terre : il n'y avait point encore de loy qui leur recommandast de nourrir leurs petits, ni aucune espérance de plaisir réciproque, ou prest de nourriture, que les petits leur dussent rendre et rembourser un jour à l'advenir : plus tost, dirais-je, qu'elles devroyent avoir été rudes à leurs enfants, pour la subvenance fresche de tant de maulx, tant de périls et de travaulx qu'elles auroyent endures à cause d'eulx.... et néanmoins l'amour et la charité naturelle, la plie et la meine tellement qu'estant encore toute échauffée de la douleur et toute tremblante de l'angoisse de son travail, elle n'abandonne pas son enfant, ny ne le refuit pas, ains se retourne vers luy, luy rit, le recueille et l'embrasse, sans qu'elle en reçoipve auscun plaisir ni auscune utilité : ainsi le recueillant en peine et en labeur l'enveloppe de langes et de petits drapeaux pour le tenir chaudement, n'estant pas plus tost sortie du labeur du jour qu'elle entre en celui de la nuict (sortie d'une peine qu'elle entre dans une autre) ; et de tous ces travaulx là quel loyer, ne quel prouffit en receppvoyent-elles ces femmes-là des temps jadis, *non plus que celles du présent*, attendu que les espérances en sont si longues et si incertaines (Plutarque, *OEuvres morales*, t. II, p. 30, trad. d'Amyot). »

« En donnant trop à bonne heure aux enfants d'autres aliments que le lait, on les dispose au carreau.

« En les nourrissant avec des fécules, on fait développer en effet cet engorgement des glandes du bas-ventre plutôt encore qu'en ne donnant que du lait ; mais en les nourrissant de substances animales ? jamais ; ces glandes ne s'engorgent pas plus que celles du cou.

« On détermine de la diarrhée :

Si on gorge les enfants de manière à produire des indigestions, le fait est incontestable; mais si on agit avec précaution, jamais non plus. S'ils ont, au contraire, la diarrhée ou sont tourmentés par une constipation habituelle, les selles se régularisent ; s'ils ont des acides dans les premières voies, cet accident se dissipe ; s'ils sont très-mobiles et très-nerveux, prêts à entrer en convulsion au moindre bruit, ils deviennent plus calmes, les aliments agissant sur nous, comme l'ont dit quelques auteurs, non-seulement en fournissant au corps des éléments réparateurs, mais encore par leur masse, par leur volume, en le lestant; ils acquièrent des muscles, ils deviennent plus forts dans un espace de temps donné, comme le dit M. Gardien que nous citions il n'y a qu'un instant.

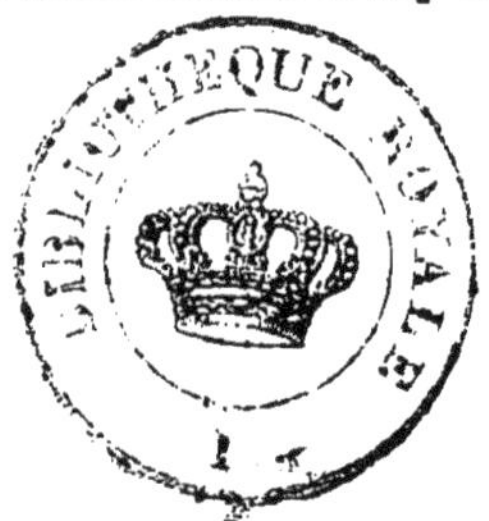

FIN.

www.ingramcontent.com/pod-product-compliance
Ingram Content Group UK Ltd.
Pitfield, Milton Keynes, MK11 3LW, UK
UKHW020358220726
13923UKWH00004B/1653